PUBLICATIONS DU *PROGRÈS MÉDICAL*

DES

HYPEROSTOSES CONSÉCUTIVES

AUX

ULCÈRES REBELLES DE LA JAMBE

PAR

Le Dʳ Paul RECLUS

CHIRURGIEN DES HOPITAUX.

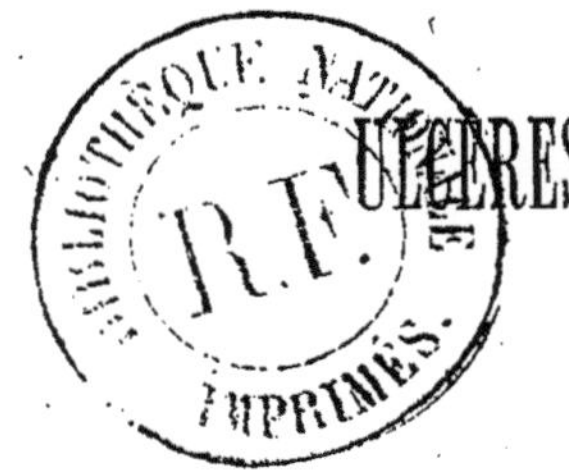

PARIS

Aux bureaux du PROGRÈS MÉDICAL | V. A. DELAHAYE et Cⁱᵉ, Libraires-Éditeurs
6, rue des Écoles. | 23, Place de l'Ecole-de-Médecine.

1880

HYPEROSTOSES CONSÉCUTIVES

AUX

ULCÈRES REBELLES DE LA JAMBE

I

Nous désirons étudier ici les altérations osseuses provo-
quées par les vieux ulcères de jambe. Au premier abord,
le sujet nous paraissait banal, car, à toutes les époques, les
chirurgiens ont observé les hyperostoses sous-jacentes à
l'inflammation chronique des téguments. Mais, lorsque
nous avons voulu remonter à la description première, au
recueil de faits qui nécessairement devait servir d'appui
aux rapides mentions de nos traités classiques, toutes nos
recherches ont été vaines.

J.-L. Petit nous dit sans commentaires : « quand les ulcères voisins des os passent un an, les os se carient. » Boyer,
il est vrai, ne semble pas le soupçonner et Richerand
l'ignore, du moins si nous en croyons l'article « *ulcère* »
du dictionnaire en soixante, où il parle cependant « de sa
pratique à l'hôpital Saint-Louis, si riche en maux de cette
espèce. » Marjolin est plus explicite : « Lorsque l'ulcère
est ancien et profond, on remarque souvent que le périoste
et même que les os situés dans son voisinage sont plus ou
moins tuméfiés. » Mais cette complication devait paraître

rare et d'importance médiocre, puisque Sappey, dans sa thèse de concours, et Nélaton, dans sa pathologie externe, n'y font pas la moindre allusion. Pourtant Lallemand signalait, dès 1834, les couches osseuses nouvelles qui se déposent à l'extérieur et à l'intérieur de l'os, et qu'il attribue à une ossification du périoste et de la membrane médullaire irrités par les callosités. Cinq ans plus tard, Rigaud nous donnait même un examen nécropsique où il vit « le tibia hypertrophié, raboteux, inégal, hérissé de végétations, le canal médullaire rétréci, les canaux vasculaires dilatés ».

On n'a guère ajouté depuis à cette courte description. Seuls les auteurs du Compendium insistent sur la forme raréfiante de l'ostéite : le tibia très volumineux est léger, spongieux, creusé d'aréoles. Follin et Duplay, Terrier, Poncet, dans le dictionnaire de Jaccoud, reproduisent ces quelques notions. Mais nulle part, pas plus dans les livres français que dans les classiques allemands ou anglais, nous n'avons trouvé un tableau didactique de ces hyperostoses.

Aussi croyons-nous utile de publier deux observations que nous avons recueillies dans le service de notre maître, M. le professeur Verneuil. Elles sont intéressantes et nous en avons pu faire une étude sérieuse, car, dans le premier cas, l'amputation du membre et, dans le second, la trépanation du tibia nous ont permis d'examiner les pièces. Cependant notre travail eût été incomplet si le musée Dupuytren ne possédait une série de cas dont, ce me semble, personne encore n'a tiré parti : en 1853, M. le Dr L'Herminier, ancien interne des hôpitaux, envoyait de la Guadeloupe les tibias et les péronés de nègres amputés pour des ulcères rebelles. Malheureusement, il ne joignait à cette collection ni mémoires, ni notes. Des observations exactes eussent seules rendu possible une monographie ; nous ne pouvons, à cette heure, écrire qu'un chapitre d'anatomie pathologique.

OBSERVATION I. — *Ulcère de la jambe gauche rebelle à tout traitement depuis 6 années. — Hyperostose volumineuse. — Amputation. — Examen de la pièce. — Ostéophytes, ossifications des aponévroses d'enveloppe et de cloisonnement, des gaines vasculaires et nerveuses, du ligament interosseux. — Fausse ankylose tibio-tarsienne. — (Obs. personnelle).*

Morolin Pierre, cultivateur, âgé de 22 ans, est entré dans le service de M. Verneuil, le 5 novembre 1878, pour un ulcère de la jambe gauche.

Ce malade est d'une apparence assez grêle, de peau transparente, peu musclé ; cependant nous ne trouvons dans ses antécédents personnels ou héréditaires aucune diathèse appréciable ; pas de scrofule, de rhumatisme ou de syphilis ; l'interrogatoire est absolument négatif sur ces points. Les poumons sont en bon état, les bruits du cœur normaux.

En 1872, il y a 6 ans de cela, Morolin reçut un coup de sabot sur la face interne du tiers inférieur de la jambe gauche, en un point qui devait correspondre environ au cartilage épiphysaire : la peau contuse se sphacéla et sur cette perte de substance, le malade insouciant reçut plusieurs chocs successifs. La plaie devint ulcéreuse, augmenta peu à peu ; au bout d'un an, elle avait plus que doublé d'étendue. L'incurie du malade était telle que dans le cours de la 5e année seulement il réclame des soins et entre à l'hôpital de Salins ; il y demeure trois mois, l'ulcère enveloppé de bandelettes ou recouvert de quelques topiques gras ; le repos absolu ne lui fut guère recommandé que pendant 15 jours. Aussi l'amélioration fut-elle illusoire. Le malade, au bout de quelque temps, quitte Salins et vient à Paris où nous le trouvons dans le service de M. Verneuil, le 7 novembre 1878. Voici ce que nous constatons :

L'ulcère occupe le tiers inférieur de la jambe, il est losangique ; le diamètre vertical mesure 14 centimètres et le transversal 12 environ ; les bords forment un relief peu accusé, festonné légèrement, ils ne sont nullement décollés et leur tissu sclérosé trace un étroit liséré cicatriciel qui se continue par transition insensible, d'une part, avec les téguments sains. et, de l'autre, avec l'ulcère dont la surface tomenteuse et mamelonnée est presque complétement détergée après trois jours de repos. La saphène interne dénudée, à parois épaissies et bourgeonnantes, traverse l'ulcère comme un cordon dur, moniliforme, mais certainement perméable encore.

La solution de continuité repose directement sur une masse osseuse ; on dirait que sur le tibia, considérablement élargi, s'étend une membrane granuleuse, soulevée çà et là par des irrégularités et des mamelons de volume variable, mais surtout saillants en arrière, au point où existe normalement le tendon d'Achille. Là se trouve une véritable apophyse, soulevée de 3 centimètres au moins au-dessus de l'os sous-jacent.

Son plus grand diamètre est vertical et mesure 5 centimètres ; le transversal n'en compte guère plus de 3.

On pourrait croire à l'ossification du tendon d'Achille ; mais, lorsqu'on cherche à délimiter les différentes couches, on ne retrouve plus les parties molles qui recouvrent la peau ; le tibia et le péroné semblent confondus en une masse osseuse unique et considérablement élargie ; il y a là une espèce de colonne dure sur laquelle s'élève la saillie postérieure que nous avons décrite ; les muscles jumeaux et soléaires, les tendons qui passent derrière la malléole interne semblent avoir disparu : on ne peut, en aucun point, en surprendre le trajet ; l'artère tibiale postérieure ne se retrouve pas non plus. On ne sent à leur place qu'une masse résistante et manifestement osseuse.

Pendant les premières années, le malade ressentait, au niveau de l'ulcère, des douleurs spontanées fort vives, surtout pendant la nuit ; mais peu à peu les souffrances se sont apaisées et maintenant il faut, pour les réveiller, exercer une pression sur les surfaces bourgeonnantes ; alors on constate une véritable hyperesthésie, et, pas plus l'ulcère que la peau environnante, ne présente cette analgésie particulière signalée par plusieurs auteurs.

Frappé de l'existence des exostoses multiples, influencé du reste par le souvenir de deux malades syphilitiques qui présentaient des ulcères à peu près semblables et que l'iodure de potassium avait radicalement guéris, M. Verneuil pensait à la vérole. Le traitement fut institué pendant 2 mois, mais sans aucun succès et l'ulcère conserva ses limites premières, l'hyperostose la même saillie et la même étendue ; on essaya plus tard la compression avec des bandelettes de Vigo, de diachylon ; la ouate fut inutile aussi ; une lymphangite née des bords de la plaie n'eut d'influence ni en bien ni en mal.

Malgré tant d'efforts et un repos de 4 mois, la solution de continuité était encore en mars ce qu'elle était en novembre, au moment de l'entrée du malade ; ou pour mieux dire elle augmentait, car une ulcération nouvelle commençait au niveau de la malléole externe ; déjà la peau y était mince, violacée, adhérente à l'os hypertrophié. M. Verneuil n'avait plus de ressource que dans l'amputation : elle fut pratiquée au niveau de la partie moyenne de la jambe. Le moignon, enfermé dans le pansement de Guérin, cicatrisa lentement, mais au bout de trois mois la guérison était complète.

Examen de la pièce. — Lorsqu'on dépouille la jambe de ses parties molles, on voit que le tissu cellulaire fait absolument défaut au niveau de l'ulcération, et l'on ne trouve plus qu'une couche résultant de la fusion de la peau, du tissu cellulaire sous-cutané et du périoste reposant directement sur l'os hypertrophié. En dehors et dans les points que n'a pas envahis l'ulcère, l'aponévrose offre çà et là des altérations très remarquables et sur lesquelles il nous faut insister, car elles nous paraissent se rattacher à l'ensemble des lésions que nous allons étudier maintenant.

Il semble, au premier abord, que l'extrémité inférieure toute entière a été transformée en un os volumineux et d'apparence fusiforme. La moitié interne, du moins, est absolument osseuse et, de la crête du tibia au tendon d'Achille disparu, on ne trouve qu'une surface irrégulière et recouverte de pointes, de hérissements, de saillies, de gouttes osseuses pareilles à de la cire blanche et qui tranchent sur des dépressions plus rouges, plus friables, traversées par des canalicules de Havers d'un énorme volume. On dirait des stalactites éburnées appliquées sur un os atteint d'ostéite raréfiante. La malléole interne est enveloppée par ces nouvelles productions ; les gouttières rétro-malléolaire et calcanéenne, les tendons, les vaisseaux et les nerfs qui les parcourent en arrière, ont absolument disparu.

Le segment externe a un peu moins perdu de son aspect normal ; et, s'il est vrai qu'en arrière, le tendon d'Achille et les muscles postérieurs ne se distinguent pas, du moins les deux péroniers latéraux, le jambier et les extenseurs occupent leur place habituelle. Cependant la malléole externe qui sépare les deux groupes musculaires est très hypertrophiée et l'aponévrose est incrustée d'aiguilles, de lamelles, de travées osseuses qui s'avancent au-dessus des tendons, comme des ponts jetés d'un os à l'autre. Aussi les gaînes des muscles sont-elles beaucoup plus osseuses que fibreuses.

Cette description générale ne permet guère de comprendre ce que sont devenus les muscles, les vaisseaux et les nerfs des couches superficielles et profondes de la région postérieure. Mais des coupes pratiquées dans le sens transversal et antéro-postérieur rendent un compte exact de la situation respective de ces divers organes.

On n'a qu'à se rappeler le trajet des aponévroses à l'extrémité inférieure de la jambe. Du bord interne du tibia l'aponévrose superficielle se dirige en arrière, rencontre bientôt les jumeaux et le soléaire, le tendon d'Achille qui leur fait suite et se dédouble pour les engaîner. Sur le bord externe des mêmes muscles et du même tendon, le feuillet profond et le feuillet superficiel se rejoignent, recouvrent les péroniers latéraux, prennent des insertions sur le péroné et, passant en avant des extenseurs et du jambier antérieur, se terminent définitivement sur la crête du tibia. Nous avons donc une aponévrose qui circonscrit l'extrémité inférieure de la jambe, sauf la face interne du tibia, et engaîne les muscles postérieurs et superficiels. Eh bien, toutes ces aponévroses se sont ossifiées à leurs parties interne et postérieure du moins : au lieu d'une couche fibreuse, souple, nous avons une lame osseuse plus ou moins épaisse. La plus superficielle est incomplète en certains points ; çà et là existent des dépressions, de véritables solutions de continuité par où apparaissent les fibres du tendon d'Achille mises à nu. Mais bientôt la lame osseuse se reforme ; elle arrive ainsi jusqu'au niveau des péroniers où, par dégradation insensible, l'os disparaît pour se continuer avec l'aponévrose.

Cependant les travées osseuses s'avancent encore assez loin et, en certains endroits, forment de véritables jetées, des anneaux osseux qui recouvrent la gaîne des muscles. Ces travées sont beaucoup moins nombreuses à la région antérieure et en avant des muscles extenseurs et jambier ; on n'y trouve que quelques îlots osseux perdus dans l'aponévrose. Nous ajouterons que, fréquemment, de petites aiguilles, des stalactites osseuses indépendantes ont pris naissance dans le tissu cellulaire sous-cutané ; ces productions deviennent même très abondantes au niveau des vaisseaux et des nerfs qui traversent les couches superficielles ; et le nerf saphène externe, le musculo-cutané, les veines et les artères qui les accompagnent sont parfois entourés d'une véritable gaîne osseuse qui les étreint.

Voilà pour l'aponévrose superficielle ; mais semblable ossification s'est produite dans l'aponévrose profonde, celle qui sépare les muscles superficiels des muscles profonds postérieurs. Comme les productions osseuses ont pris ici un développement considérable, elles ont étouffé en grande partie les fibres musculaires. Il ne reste guère que des tendons qui d'ailleurs sont tous contenus, comme les vaisseaux et les nerfs, dans des gaînes osseuses spéciales. En effet, on dirait que l'ossification a non-seulement envahi l'aponévrose principale, mais qu'elle s'est encore emparée de toutes les cloisons secondaires qui séparent les divers muscles et les divers vaisseaux. C'est ainsi que se sont formées ces gaînes osseuses où cheminent les tendons du jambier postérieur, des fléchisseurs propres et communs, des veines, des artères et des nerfs péroniers et tibiaux. Parfois la cloison qui sépare deux gaînes disparaît et deux muscles ou deux vaisseaux se mettent en contact ; mais bientôt les cloisons se reforment et les trajets deviennent indépendants. Aussi, pour étudier ces organes, nous a-t-il fallu sculpter et les suivre avec la gouge et le marteau. Ces gaînes paraissent assez larges et, s'il est difficile d'imprimer des mouvements aux vaisseaux, aux nerfs et aux tendons, ceux-ci du moins ne paraissent pas étranglés. Nous ne devons pas oublier, cependant, que l'examen histologique a prouvé l'existence de profondes altérations dans les fibres du tibial antérieur, du saphène et du musculo-cutané.

Nous avons insisté déjà sur l'ankylose tibio-tarsienne et calcanéo-astragalienne : la coupe verticale nous a montré qu'il s'agit là de ce que les vétérinaires appellent l'ankylose *cerclée*. En effet, les surfaces articulaires sont absolument saines, et des cartilages paraissent avoir leur structure et leur aspect normaux : l'absence des mouvements est uniquement due aux jetées osseuses qui, en dehors et en dedans, descendent des malléoles vers les parties latérales du calcanéum.

Le tibia et le péroné sont hypertrophiés dans leur ensemble, et le diamètre de chacun de ces os est doublé ; la couche compacte, dans le tiers inférieur, mesure 14 à 16 millimètres au lieu de 4 à 5 ; le tissu est peu vasculaire, tout en présentant une grande résistance. La surface externe de l'os

est irrégulière et recouverte de stalactites blanches comme
de la cire vierge. Le ligament inter-osseux est en partie ossifié dans son extrémité inférieure. Du tibia et du péroné
partent des lamelles, des aiguilles, des grains osseux qui en-
vahissent le tissu fibreux. Il en est peu qui aillent d'un os a
l'autre ; la plupart s'arrêtent à mi-chemin: cependant deux
travées résistantes unissent les deux os immobilisés. En bas,
l'articulation a disparu et les trousseaux fibreux qui unissent
le tibia au péroné se sont ossifiés en rendant complète la
fusion des deux os.

OBSERVATION II. — *Ulcère rebelle de la jambe gauche. — Exostose volumineuse au milieu de la solution de continuité. —
Ablation de l'exostose et trépanation de l'os. — Persistance de
l'ulcère. —* (Obs. personnelle).

Sitel Louis, âgé de 50 ans, employé aux mines, est entré
dans le service du professeur Verneuil, pour un ulcère invé-
téré de la jambe gauche.
Le malade nous raconte que sa jeunesse s'est passée sans
aucun accident morbide. Il était fort, vigoureux, et la première
maladie qu'il nous cite remonte à 10 ans tout au plus. A
40 ans, en effet, il fut pris, en Espagne, de fièvres probablement
intermittentes qu'il garda 4 mois, et qui le suivirent en Algé-
rie; mais, depuis 3 ou 4 ans, il ne paraît point en avoir
souffert. Les renseignements au sujet d'accidents vénériens
sont à peu près négatifs, et nous ne trouvons qu'une blennor-
rhagie d'une assez courte durée; il n'a jamais eu de chancre,
d'éruption douteuse ou d'angine spécifique ; pas de douleur nocturne, et, sauf au pli de l'aine où l'on trouve un léger
engorgement ganglionnaire, provoqué sans doute par l'ulcère
et la malpropreté des pieds, nous ne constatons nulle part
l'existence d'adénite chronique. Le malade, il est vrai, est
évidemment alcoolique ; les artères sont athéromateuses; il
y a du tremblement des mains; d'ailleurs les aveux sont
complets, et il nous dit qu'il a toujours aimé le vin, et que
quand il a pu, il ne s'est jamais privé d'en boire.
Son ulcère date de plus de 20 ans. Il nous raconte qu'un
bloc de pierre tomba sur la jambe gauche qui fut écorchée.
Peu à peu la plaie s'agrandit et devint ulcéreuse. Mais,
dans ce long espace de temps, il y aurait eu quelques années
de répit, et le malade nous dit que son ulcère est parfois
resté fermé près de 3 ou 4 années consécutives. Il faut ajouter,
d'ailleurs, que les soins ont été à peu près nuls, et sauf un
séjour de quelques mois à l'hôpital de Porto, le malade se
contentait de recouvrir la surface bourgeonnante de quelques
morceaux de chiffons.
Il y a 4 ans, au moins, qu'existe la solution de continuité
actuelle. Elle a été tantôt plus, tantôt moins étendue ; mais
l'ulcère demeure depuis cette époque. Voici l'état dans lequel
nous le trouvons.
Au niveau du tiers inférieur de la jambe, et à 3 ou 4 centi-

mètres au-dessus de l'articulation tibio-tarsienne s'étend une ulcération à peu près elliptique. Le diamètre vertical mesure 12 centimètres; le transversal, de 15 centimètres environ, contourne à peu près les 2/3 internes de la jambe. Les altérations de la peau occupent une étendue bien plus considérable et l'on constate sur une largeur de plusieurs centimètres, surtout en haut, une zone noirâtre, eczémateuse, congestionnée, et où les poils sont longs et rudes. Les bords immédiats de l'ulcère sont rosés, et la surface bourgeonnante en est légèrement surélevée. D'ailleurs, en ce moment, la solution de continuité est granuleuse, et entourée d'un liseré cicatriciel. Lorsqu'on presse sur la surface ulcérée, on fait saigner les bourgeons charnus, sans réveiller aucune douleur. Il existe un élargissement du tibia. Celui-ci déjà, vers la partie moyenne, augmente de volume, et, au niveau de l'ulcération, est certainement double de ce qu'il est du côté normal. L'ulcère repose donc sur une base osseuse; lorsqu'on déprime la mince couche bourgeonnante, on se sent immédiatement sur la surface du tibia. L'hyperostose dépasse du reste les limites de l'ulcère et la malléole interne est, à gauche, bien plus volumineuse qu'à droite.

Presque au centre de l'ulcère s'élève une tumeur régulièrement hémisphérique, de 2 centimètres de hauteur environ et de 4 centimètres de diamètre. Elle est recouverte de bourgeons végétants, analogues à ceux de l'ulcère. Au-dessous de ces bourgeons, on trouve une tumeur certainement osseuse et qui fait corps avec le tibia élargi ; on dirait une exostose développée sur une hyperostose. Ici l'articulation n'est point ankylosée, mais elle est très gênée dans ses mouvements : l'extension et la flexion sont à peine marquées.

Le 10 mars, M. Verneuil enlève l'exostose peu adhérente, du reste ; pour la séparer de l'os, il n'a fallu fracturer que quelques lamelles osseuses. Son examen sur diverses coupes a montré que de la base d'implantation peu étendue, la tumeur s'élargit bientôt. Les aiguilles osseuses qui la constituent divergent en éventail et pénètrent dans le tissu bourgeonnant périphérique : il semble que leur extrémité se continue par une fibre du tissu de l'ulcère. L'exostose est formée d'un tissu compacte, éburné, parcouru çà et là par quelques vaisseaux. Privée de ses parties molles, elle ne dépasse guère la grosseur d'une noisette. Elle s'implante sur une hyperostose considérable du tibia ; en ce point, en effet, deux couronnes de trépan ont enlevé chacune une rondelle dont l'épaisseur mesure 12 millimètres. En résumé donc : exostose du volume d'une noisette, pédiculée, formée de tissu compacte, recouverte d'une couche bourgeonnante et reposant sur le tibia hyperostosé.

II

Des recherches anatomiques, poursuivies depuis plus d'un siècle, ont montré que l'ostéopériostite se traduit par des désordres différents, selon l'intensité du processus inflammatoire ; une irritation médiocre ne provoque qu'une poliifération des éléments de la couche profonde du périoste, des canalicules de Havers et de la moelle centrale de l'os. Les cellules nouvelles et le liquide exsudé amènent, par un mécanisme fort discuté, la résorption de la substance compacte, qui, maintenant parcourue par des vaisseaux plus dilatés, creusée de canalicules visibles à l'œil nu, devient rouge et d'aspect spongieux. On a ce qu'on appelle une ostéite *raréfiante*.

Mais que l'inflammation soit plus vive encore, la prolifération cellulaire continuera, les trabécules amincies qui séparent les canaux vasculaires disparaîtront ; il y aura perte de substance véritable et tous les caractères d'une ostéite *destructive*. Cette forme est rare ; et, pour peu que l'inflammation ne soit pas trop violente, un phénomène inverse s'observe ; les éléments proliférés s'organisent en tissu ; sous le périoste et dans les canalicules de Havers les jeunes cellules s'incrustent de sel calcaire : l'ostéite est *productive*. Dans ce cas, la masse osseuse nouvelle devient plus dense : les couches concentriques des cellules ossifiées ont rétréci les canaux de Havers ; le tissu ressemble à de l'ivoire et nous avons une ostéite *condensante*.—Ces notions nous suffisent pour décrire les lésions osseuses déterminées par les ulcères, et déjà nous pouvons diviser nos 21 pièces en autant de groupes qu'il y a de variétés d'ostéite.

Trois pièces seulement établissent l'existence de l'ostéite destructive. L'une d'elles, qui provient de la collection de M. L'Herminier, nous paraît surtout très probante : le tibia, vers sa partie moyenne — et sur une hauteur de 8 centimètres — a perdu la plus grande partie de sa substance compacte ; les deux tiers environ de la circonférence diaphysaire ont été résorbés et le canal central est ouvert. L'autre tiers lui-même n'est pas sain ; on y trouve les canalicules de Havers dilatés et tous les signes de l'ostéite raréfiante.

Les deux autres pièces diffèrent essentiellement de la précédente ; dans celle-ci, en effet, l'os lui-même est atteint, c'est bien lui qui est résorbé ; dans celle-là, le tissu primitif est raréfié dans sa substance compacte ; mais il n'est le siège d'aucune perte de substance ; les couches osseuses de nouvelle formation ont seules souffert : après avoir été déposées, elles se trouvent en partie détruites, de telle sorte qu'on peut voir des îlots circonscrits par une dépression irrégulière, une sorte de rigole dont le fond repose sur la diaphyse. L'histoire clinique serait ici bien nécessaire ; et au lieu d'invoquer une violente inflammation, peut-être serait-il plus sage de croire à une ostéite *carieuse* entretenue sous l'ulcère par quelque fâcheux état diathésique.

Malgré ces observations, dont la première seule est bien nette, nous croyons l'ostéite destructive absolument rare. Des phénomènes inflammatoires intenses n'atteignent guère les ulcères qui sont plutôt le siège d'une irritation sourde ; d'ailleurs l'os, à leur niveau, est le plus souvent protégé par une couche lardacée, épaisse de plusieurs millimètres, qui atténuerait au besoin la vivacité du processus. Aussi sur 21 pièces, n'en trouvons-nous qu'une où l'ulcère n'ait pas traduit son influence par une hyperostose diffuse.

L'ostéite productive présente des aspects bien différents ; parfois les altérations qu'elle provoque sont à peu près nulles :

sur une pièce de M. L'Herminier, le péroné est sain ; le tibia, qui semble normal au premier abord, présente, au niveau de la face interne, une saillie oblongue de 3 centimètres; le tissu en est aréolaire, un peu raréfié, et, à quelque distance, il devient grenu. L'os est plus volumineux, sur d'autres pièces ; spongieux et comme soufflé, il a conservé sa forme normale, mais le diamètre en est agrandi par les couches régulières que la périostite chronique a déposées à sa surface.

En général, les altérations sont plus étendues : la portion du tibia et du péroné qui correspond à l'ulcère a subi une augmentation de volume considérable ; ces os, d'un diamètre souvent triplé, sont fusiformes et, sur le point le plus renflé, on trouve, dans près de la moitié des pièces, une saillie oblongue, un plateau elliptique qui s'élève de plusieurs millimètres, parfois d'un centimètre sur l'os hyperostosé ; les bords, tantôt perpendiculaires, tantôt obliquement inclinés, sont recouverts d'ostéophytes, la surface presque plane est très raréfiée, criblée de trous et rappelle un madrépore ou une fine éponge.

Plus loin, ils prennent la forme de stalactites, d'aiguilles, de gouttes de cire, de lamelles à bords aigus, de pendentifs nombreux au point de cacher la substance sur laquelle ils reposent. On ne saurait décrire leurs innombrables variétés: ils hérissent le tibia et le péroné comme si lesdits os, enduits d'une substance visqueuse, avaient été plongés dans un amas de ces ostéophytes.

Ils ne dépassent guère le volume d'un pois, et, perdus dans la couche de tissu lardacé, ne forment, chez le vivant, aucune saillie appréciable à la surface de l'ulcère. Dans nos deux observations, cependant, il n'en était pas ainsi; sur le premier de nos malades, il existait en arrière, au milieu de l'ulcération, une arête aiguë de six centimètres de longueur sur deux de largeur, et qui semblait le tendon d'Achille ossifié et recouvert de bourgeons charnus. Sur le second — et toujours au centre de la solution de continuité — s'élevait une tumeur hémisphérique du volume d'une noix, implantée sur l'os dont elle avait la dureté. M. Verneuil en fit l'ablation ; elle était constituée par des trabécules compactes qui, nées de la diaphyse, divergeaient en éventail dans la tumeur et se continuaient avec les trousseaux fibreux de la couche la plus profonde des tissus ulcérés.

Jusqu'à présent, nous n'avons parlé que d'ostéite raréfiante ; cependant, s'il faut en croire les auteurs, la forme condensante s'observerait presque exclusivement ; depuis Lallemand, on répète que le tissu compacte du tibia s'épaissit et finit par oblitérer le canal médullaire. Il est vrai que les auteurs du Compendium écrivent : « On ne trouve ni rétrécissement du canal médullaire, ni épaississement des parois ; le canal médullaire est élargi et les parois très raréfiées n'offrent quelqu'augmentation de volume qu'au niveau de l'ulcère où la surface osseuse est grenue, spongieuse et grisâtre. » Cette description nous paraît répondre à la majorité des cas, mais ne les embrasse pas tous ; car nous avons observé les lésions de l'ostéite condensante. Dans deux cas de L'Herminier, l'os est lourd, compacte, éburné ; les parois mesurent de 8 à 16 millimètres, le canal médullaire est rétréci, sans être oblitéré. Nous citions, tout à l'heure, une observation d'ulcère avec exostose volumineuse. Eh bien ! dans ce cas, la trépanation du tibia a été pratiquée par M. Verneuil qui, avant d'arriver jusqu'à la moelle, a dû traverser une paroi de 14 millimètres. Il nous faut donc conclure, que, si, le plus souvent, la diaphyse est raréfiée, il existe des faits indiscutables où l'ulcère a provoqué une ostéite condensante.

Les ostéophytes ont souvent un siège remarquable et l'on en constate la tendance à se développer dans l'épaisseur du tissu fibreux. Presque toujours le ligament interosseux est en partie ossifié par des travées calcaires qui soudent intimement les deux os. Des bords du péroné et du tibia naissent des lames qui s'avancent plus ou moins loin, et plusieurs pièces nous montrent l'aponévrose superficielle de la jambe envahie, aux environs de l'ulcère, par des jetées résistantes au-dessus des muscles et des tendons. Nous citerons, comme exemple, un cas de M. L'Herminier : l'aponévrose qui recouvre les muscles antérieurs s'est transformée en une lame osseuse, irrégulière, percée à jour et dentelée à sa périphérie ; elle constitue une gaîne incomplète aux extenseurs et au jambier. Dans un autre fait, la lame se dirige en arrière, vers le bord externe du tendon d'Achille, au-dessus des péroniers latéraux. Ces pièces vont nous donner la clef des lésions autrement complexes observées sur une jambe amputée par M. Verneuil pour un ulcère vieux de six années et rebelle à tout traitement.

Au premier abord, les parties molles de la jambe semblent faire défaut : le tibia, démesurément grossi, s'est fusionné avec le péroné. Cette masse osseuse est irrégulièrement fusiforme, à tissu raréfié et très vasculaire, hérissée d'ostéophytes variés : aiguilles, lamelles festonnées, gouttelettes de cire, exostoses en crochet, en fer de lance ou en massue ; mais lorsqu'on examine la coupe transversale, au niveau du trait d'amputation, on constate l'existence de canaux que parcourent des vaisseaux, des nerfs, des tendons et des muscles, et l'on peut saisir la loi qui semble présider à cette ossification générale : les aponévroses superficielles et profondes, le ligament interosseux, les gaînes des vaisseaux et des nerfs, les cloisons intermusculaires, le tissu fibreux de la jambe, en un mot, s'est incrusté de sels calcaires dans ses moindres subdivisions.

En effet, la face interne du tibia, très élargie d'ailleurs, se continue avec l'aponévrose superficielle ossifiée ; elle rencontre le bord interne du tendon d'Achille qu'elle engaîne, mais incomplètement en arrière, car, çà et là, des trousseaux fibreux resplendissants apparaissent entre les fissures de l'étui osseux ; du bord externe du tendon d'Achille la lame va se souder au péroné ; puis, dans son trajet circulaire, passe au-dessus des muscles de la région externe et de la région antérieure ; ici, l'ossification n'est que partielle et les travées s'arrêtent avant d'atteindre la crête du tibia. L'aponévrose qui sépare, en arrière, les muscles superficiels des muscles profonds, est aussi devenue calcaire ; et les masses charnues comprimées entre deux lames résistantes se sont atrophiées et montrent à peine quelques faisceaux dégénérés. Bien plus, le tissu cellulaire qui sépare les muscles ou entoure les vaisseaux et les nerfs, s'est ossifié et chacun de ces organes chemine dans une gaîne particulière ; pour les suivre, il faut en sculpter le trajet avec un fort scalpel. Seuls, les nerfs musculo-cutané et saphène parcourent une gouttière incomplète creusée dans l'aponévrose superficielle.

L'inflammation reste le plus souvent cantonnée dans les os et ne gagne pas les articulations voisines. Nous devons en excepter toutefois, l'articulation péronéo-tibiale inférieure, et, dans les cas des nègres Misère, Oculi, Valère et Toussaint, les trousseaux fibreux qui, de la malléole externe se rendent au tibia, étaient ossifiés. L'articulation tibio-tarsienne, au contraire, est en général intacte, et si ses mouvements sont limités, c'est à cause du volume des os, de l'atrophie des muscles et des obstacles opposés au jeu des tendons.

Dans deux pièces, nous avons pourtant noté l'ankylose ; le premier de ces cas nous est personnel : le pied, à angle droit sur la jambe, est immobile malgré l'intégrité des cartilages. De chacune des malléoles part une travée osseuse qui se fusionne avec la face interne et la face externe du calcanéum et bride ainsi les deux articulations tibio-tarsienne et astragalo-calcanéenne. Le cas de M. L'Herminier est bien différent : le cartilage diarthrodial a disparu, les surfaces sont unies par du tissu osseux et la fusion est complète non-seulement entre le tibia et l'astragale, mais entre l'astragale et le calcanéum.

III

Nous avons admis que les altérations osseuses sont consécutives : l'irritation permanente que provoque l'ulcère des parties molles serait la cause unique de l'ostéopériostite productive ou raréfiante. Mais, ne pourrait-on pas renverser la proposition et dire que la diaphyse primitivement enflammée a distendu la peau qui, mal nourrie et privée de son tissu cellulaire, s'est bientôt ulcérée?

Présentée avec cette rigueur, une telle opinion ne sera pas acceptée, car l'observation des malades et l'examen des pièces nous montrent qu'au début, l'ulcère est borné aux téguments. L'inflammation s'y cantonne d'abord, puis envahit la substance osseuse, et nous disons encore avec J.-L. Petit : quand les ulcères voisins des os passent un an ou plus, les os s'altèrent. L'apparition successive de l'ulcère, puis de la périostite, paraît indiscutable.

Dans une de nos observations, cependant, nous lisons qu'à 16 ans, au moment de la plus grande activité du cartilage épiphysaire, un malade reçoit un coup de sabot sur la face interne du tibia, et, au fur et à mesure que l'os prend les dimensions énormes que nous avons déjà décrites, la solution de continuité des téguments augmente. Si nous n'avions que ce fait, nous hésiterions, mais lorsqu'on étudie la série des pièces du musée Dupuytren, lorsqu'on se rappelle qu'elles proviennent d'individus *amputés*, les altérations osseuses ne peuvent être mises en cause, car certains os présentent à peine de légères traces

d'inflammation. Comme d'ailleurs, par une sorte de gra-
dation ascendante, toutes ces pièces vont de la plus simple
à la plus complexe, on ne saurait invoquer une pathogénie
distincte et prétendre que, dans les unes, l'ulcère a précédé
l'ostéite, tandis que, dans les autres, l'ostéite a précédé
l'ulcère. L'origine des lésions est évidemment uniforme.

L'ostéopériostite donc ne provoque pas l'ulcère; mais le
rendra-t-elle plus persistant ? Tous les auteurs en ont attri-
bué la ténacité singulière à son siège habituel sur la face
interne du tibia ; les téguments distendus par l'os, à peine
doublés d'une petite quantité de tissu cellulaire, sont peu
nourris, et toute solution de continuité se cicatrisera fort
mal. Avec une périostite sous-jacente, les causes de mortification seront encore augmentées ; grâce à l'épaississement de la diaphyse, les parties molles sont refoulées, la
peau est amincie, la circulation compromise et l'ulcère ne
pourra que s'étendre. Dans un de nos cas, il conserva ses
limites primitives malgré le repos, une bonne alimentation
et les persévérants efforts d'un traitement approprié.

D'ailleurs, n'avons-nous pas vu chez un malade, au lit
depuis cinq mois et qui ne s'était exposé à aucune violence
extérieure, l'ulcération devenir imminente au niveau de la
malléole externe hyperostosée? Déjà le derme était aminci,
violacé, dépouillé de sa couche cornée. Et voilà pourquoi
nous insistons sur ces complications osseuses qui nécessite-
ront parfois la plus grave des interventions chirurgi-
cales.

L'irritation provoquée par l'ulcère retentira d'autant
plus énergiquement sur l'os que les cartilages épiphysaires
encore actifs seront plus éloignés de l'époque de leur soudure : c'est alors que l'on constate l'exubérance des stalactites ; l'os, doublé ou triplé de volume, est hérissé d'exostoses. Trois des pièces, de nègres jeunes, en sont des
exemples remarquables. Il n'y a pas à ce sujet, d'ailleurs,
de fait plus instructif que le nôtre puisque l'ossification a

gagné les aponévroses, les gaînes d'enveloppes, et jusqu'au tissu cellulaire de la jambe. Dans des cas semblables on employait autrefois le terme de « diathèse osseuse ».

Depuis longtemps, Ollier a démontré, en outre, que les os du côté malade s'accroissent et mesurent 2 ou 3 c. de plus que ceux du côté sain. Mais il était intéressant de savoir si l'os, après la soudure des épiphyses, s'allonge encore par accroissement interstitiel. Mon ami, le docteur Poncet, professeur agrégé de la Faculté de Lyon, m'écrit que ses recherches, sur ce point, ont été négatives : « J'ai mesuré comparativement avec le côté sain, le tibia de 20 individus âgés de 40 à 65 ans et atteints d'ulcères rebelles de la jambe ; les os étaient manifestement hyperostosés ; eh bien ! je n'ai pas trouvé une seule fois la moindre différence de longueur. Les mensurations sur le vivant, sont, il est vrai, difficiles ; mais deux fois, à l'amphithéâtre, je me suis assuré, pièce en main, que si, sous l'influence de l'irritation chronique, le diamètre de l'os devient plus considérable, la longueur en reste toujours la même. »

Les ulcères ne seraient-ils pas sous la dépendance de quelque trouble trophique d'origine nerveuse ? Auzilhou a fait un intéressant travail sur ce point, et M. F. Terrier, dans une série de recherches inédites, a trouvé des désordres constants de la sensibilité. Un instant nous songions à incriminer ces troubles trophiques ; dans l'une de nos observations, les nerfs comprimés par des gaînes osseuses avaient subi des dégénérescences positives et M. Gombaud nous a remis une note sur les graves altérations du tibial antérieur, du saphène et du musculo-cutané. « Les tubes nerveux sont en moins grand nombre ; le tissu conjonctif est plus abondant qu'à l'état normal ; et, même autour des tubes sains, la gaîne de Henle est beaucoup plus apparente ; les fibres détruites paraissent avoir disparu par un mécanisme analogue à celui qui amène leur atrophie après la section du nerf. En effet, plusieurs faisceaux sont remplis de noyaux régulièrement espacés et à grand axe longitudinal, ce qui semble être le dernier terme de la lésion. Dans quelques préparations, on trouve des tubes à myéline fragmentée, très reconnaissables à la coloration qu'ils prennent sous l'influence de l'acide osmique. » Mais le siège de l'ulcère ne ruinait-il pas cette hypothèse? Pour qu'elle fût acceptable, les troubles trophiques auraient dû se montrer non à la jambe, mais dans le territoire des nerfs étreints, aux régions dorsale et plantaire.

La texture des parties ulcérées et leur rapport avec les os sous-jacents expliquent la forme productive de l'ostéite secondaire : l'irritation, avant de parvenir aux jeunes éléments du périoste, traverse une couche lardacée et son intensité doit en être singulièrement amortie. Nous n'avons vu qu'un seul cas où l'os ait été mis à nu par la mortification des parties molles. Au musée Dupuytren, une pièce de J. Cloquet nous montre à découvert la face interne du tibia ; l'os est hypertrophié, mais il n'y a pas d'observation pour nous dire sous l'influence de quel processus se sont produits ces désordres exceptionnels. Le plus souvent, la couche lardacée mesure 8 à 10 millimètres. La rupture des capillaires y est fréquente ; sur une coupe qui comprend toute son épaisseur, les tissus au-dessous des bourgeons charnus sont résistants, d'un gris translucide ; il n'y a ni derme, ni tissu cellulaire sous-cutané, ni périoste, mais une couche homogène formée d'éléments embryonnaires parcourus par des anses vasculaires nombreuses, des fibres conjonctives rares et de la substance amorphe en très grande abondance.

Le diagnostic de ces hyperostoses ne présente aucune difficulté ; parfois peut-être l'œdème des parties molles, l'infiltration des couches externes du périoste feront supposer une ostéopériostite qui n'existe pas ; mais, pour dissiper toute erreur, il suffira d'un examen attentif.

Une confusion plus regrettable pourrait être commise : la surface bourgeonnante de l'ulcère est parfois soulevée

par des saillies osseuses, de véritables exostoses de forme
et de volume variables. — Nous en avons cité deux exemples. — Or, M. Verneuil a signalé, au commencement de
1877, des lésions syphilitiques bizarres qu'il a nommées
ulcus elevatum tertiaire. Comme nos exostoses, l'ulcus
elevatum apparaît sur les ulcères de jambes ; comme elles, il
est recouvert d'une surface bourgeonnante ; mais il s'en
distingue, et ici nous laissons la parole à M. Verneuil
« en ce que le mal débute par des ulcérations de petite
étendue dont quelques-unes se ferment et dont les autres
se réunissent en plaies plus ou moins larges. Le fond de la
solution de continuité s'élève, végète ; alors prend naissance une tumeur indolente, à surface recouverte de bourgeons charnus d'assez bonne apparence, à base adhérente
aux parties sous-jacentes, *ferme, élastique, mais non
point de consistance osseuse.* » D'ailleurs, dans les deux
observations de M. Verneuil, le traitement spécifique a dé-
terminé une prompte amélioration, tandis que dans nos
deux cas il est resté sans effet.

Nous avons sans cesse, dans le cours de ce travail, pro-
noncé le mot d'amputation. Est-ce à dire qu'elle sera nécessaire dans tous les cas d'ulcères compliqués d'ostéopériostite ? Telle n'est pas notre pensée, et nous avons vu,
à Bicêtre, nombre de vieillards dont les ulcérations s'étaient
cicatrisées sur des os hyperostosés. Il n'en faut pas moins
reconnaître la gravité de cette complication ; les 21 pièces
du musée Dupuytren proviennent d'amputations pratiquées par M. L'Herminier. Dans l'un de nos cas, le membre
dut être sacrifié bien que, pendant de longs mois, toutes
les ressources de la thérapeutique chirurgicale eussent
été mises en œuvre. Notre second malade, plus âgé, moins
pressé d'en finir avec sa plaie, qui lui ouvrait périodi-
quement les portes de l'hôpital, ne se souciait guère d'une
amputation. M. Verneuil enleva l'exostose et trépana lar-
gement la diaphyse du tibia ; la réparation osseuse fut

bientôt complète, mais les parties molles ne se cicatri-
sèrent point et notre homme nous quitta sans notable amélioration.

CONCLUSIONS :

Le silence gardé par les auteurs sur les ostéopériostites
consécutives aux vieux ulcères, ou plutôt l'extrême sobriété
de leur description, nous fera pardonner peut-être ces dé-
veloppements longs et arides. Nous les résumons, du reste,
en cinq propositions fort courtes :

1º Les ulcères de jambe peuvent provoquer, dans les os
sous-jacents, les diverses formes de l'ostéopériostite. Excep-
tionnellement destructive, l'inflammation détermine le plus
souvent une augmentation de volume ; l'os est alors léger,
spongieux, recouvert d'ostéophytes. Dans des cas très
rares le tissu de la diaphyse est dur, éburné ; le canal médullaire oblitéré ou rétréci ;

2º Lorsque les épiphyses ne sont pas encore soudées, l'os
s'accroît en longueur et l'emporte sur son congénère de 2 à
à 3 centimètres, les ostéophytes sont plus abondantes ; une
véritable diathèse osseuse peut se manifester qui se traduit
par l'ossification des aponévroses d'enveloppe et de cloisonnement, des ligaments, des gaînes vasculaires et nerveuses, en un mot, de tout le tissu fibreux de la jambe ;

3º L'ostéopériostite serait peut-être alors la cause et non
la conséquence de l'ulcère. Cependant l'examen des pièces
montre que les lésions osseuses sont presque toujours
beaucoup trop légères pour expliquer l'amputation : la
gravité de l'ulcère a pu seule la légitimer.

4º Du milieu de l'ulcère s'élèvent parfois des exostoses
saillantes qui ont été prises pour des lésions syphilitiques ;

mais la consistance de la tumeur et le traitement spécifique établiront le diagnostic ;

5° Les ostéopériostites sont une complication grave. Elles s'opposent à la cicatrisation de l'ulcère, compromettent la nutrition du membre et rendent trop souvent l'amputation nécessaire.